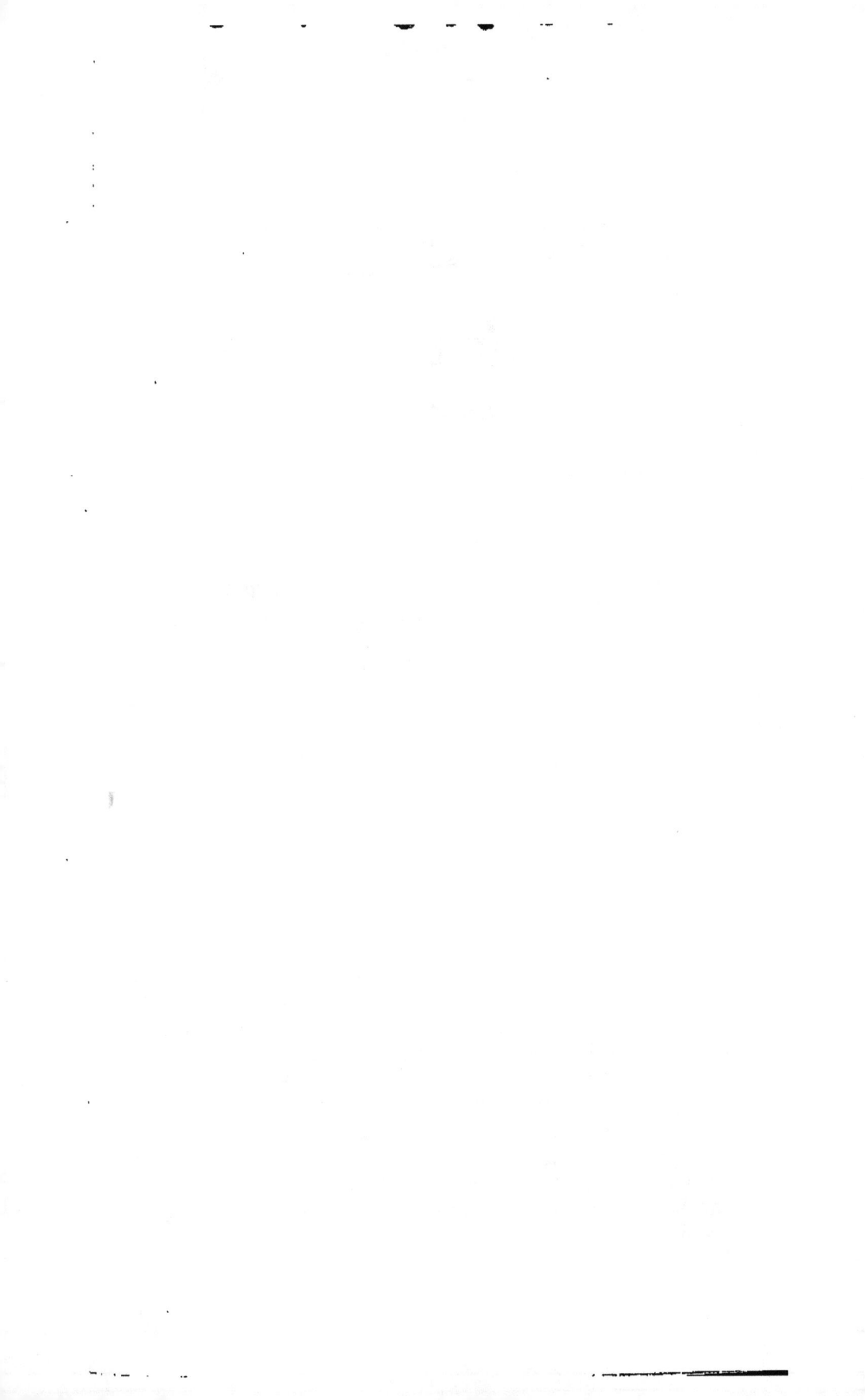

MEMENTO MÉDICAL

ET

FORMULAIRE MAGISTRAL

DE POCHE

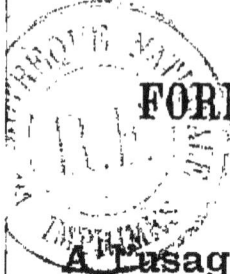

A l'usage des Médecins praticiens

CONTENANT

Quelques renseignements généraux,
la nomenclature des principaux Médicaments
journellement usités,
leur composition et leur posologie.

AVIS

Le cadre restreint que doit forcément comprendre un Memento ne permet pas de donner une bien grande extension à un recueil de ce genre. Pour qu'un pareil travail pût offrir au Médecin un caractère d'utilité pratique, il était nécessaire de tenir compte de principaux renseignements susceptibles de lui échapper dans le cours de sa pratique journalière, et de les lui présenter sous une forme commode, afin que les recherches soient pour lui promptes et faciles. L'ordre alphabétique répond parfaitement à ce desirata.

RENSEIGNEMENTS GÉNÉRAUX.

Evaluations approximatives de quantités diverses.

———

DES CUILLERÉES.

Dans les évaluations qui vont suivre, la cuillerée est considérée la surface liquide étant plane.

Pour l'eau :

Une cuillerée à café d'eau équivaut à. . 5 gr.
— — à dessert ou à entremets à . 10
— — ord. à soupe ou à bouche à . 20

Pour l'huile :

Une cuillerée à café d'huile pèse. . . . . . 4 gr. 50
— — à dessert ou à entremets . . 9
— — à soupe, ord. ou à bouche. . 18

Pour les sirops (densité 1.320). Le Codex évalue à tort à 20 grammes le poids de la cuillerée ordinaire de sirop. C'est aussi sur ce poids qu'il a fixé la quantité de principes actifs devant entrer dans les préparations présentées sous cette forme.
Il faut en *chiffres ronds* considérer :
La cuillerée à café comme équivalant à . 6 gr.
— à dessert comme équival. à . 12 50
— ordinaire comme équival. à
(poids réel 26,50). 25

———

VERRÉES. — TASSE. — BOL.

Le verre ordinaire équivaut à 7 ou 8
cuillerées à bouche, soit en moyenne à. 150 gr.
Le verre à Bordeaux équivaut à 2 1/2 à
3 cuill. à bouche, soit en moyenne à. 50
Le verre à Madère équivaut à 2 cuill.
à bouche, soit en moyenne à 40

Par tasse, à moins de désignation spé-
ciale, il faut entendre un volume cor-
respondant à . . . . 200 gr.
Le bol doit être considéré comme 1 tasse
et demie, soit. 300

DES MÉDICAMENTS
PRIS PAR GOUTTES.

Dans la pratique médicale, il est d'usage de prescrire par gouttes certains médicaments liquides.
Le mesurage de ces préparations se fait exactement
avec le compte-gouttes depuis qu'il a été démontré
que l'extrémité inférieure et capillaire de cet ins-
trument doit avoir *un diamètre extérieur de trois
milimètres* pour donner à 15° 20 gouttes d'eau dis-
tillée pesant 1 gramme. Le dosage est irrégulier et
susceptible de présenter des différences notables,
s'il est fait directement avec le flacon contenant le
remède et sans un compte-gouttes convenablement
calibré.

POIDS DES GOUTTES DE QUELQUES MÉDICAMENTS
A la température de + 15°.
LEUR NOMBRE POUR FAIRE UN GRAMME.

*(Ici se trouve un tableau des principaux médi-
caments prescrits par gouttes. Il y est donné le poids
de la goutte et le nombre de celle-ci pour faire un
gramme.)*

NOTA.

Dans l'énumération des médicaments qui va
suivre, toutes les doses indiquées sont relatives à
un adulte. Le Médecin devant se guider surtout
d'après l'âge de son malade, nous croyons utile de
transcrire à ce sujet la table de Gaubius où, la
dose entière pour un adulte étant représentée par
l'unité, les doses pour divers âges sont représentées
par des nombres variables :

Pour un adulte 1
Au-dessus d'un an . . . . 1/15 à 1/12
A deux ans. 1/8
A trois ans. 1/6
A quatre ans. 1/4
A sept ans 1/3
A quatorze ans. 1/2
A vingt ans. 2/3
De vingt à soixante ans. . . . 1

Au-dessus de soixante ans on suit une graduation inverse.

Il ne faut pas oublier néanmoins qu'il est des médicaments que l'enfant supporte aussi bien que l'adulte, quand il ne peut tolérer quelques autres qu'à doses très faibles. Ainsi 1 gramme d'iodure de potassium est absorbé sans danger par un enfant, de même que 25 centigrammes de sulfate de quinine, quand il supporte à peine quelques centigrammes de laudanum ou de tartre stibié.

Chez les enfants, J. Simon distingue trois âges :

1er âge. — De un jour à 13 ou 14 mois.
2e âge. — De 14 mois à 3 ans.
3e âge. — De 3 ans à 7 ans.

FORMULAIRE MAGISTRAL

DE QUELQUES MÉDICAMENTS & PRÉPARATIONS
USUELS

A

ACÉTATE D'AMMONIAQUE, *Esprit de Mindererus.* — Dose : en potion ou dans une tisane appropriée, 4 à 30 gr. par jour.

ACÉTATE DE POTASSE, *Terre foliée végétale ou de tartre.* — Dose : 1 à 5 gr. par jour comme diurétique en potion ou en boisson. *Ce sel entre dans la composition du vin diurétique de l'Hôtel-Dieu ou de Trousseau.*

ACIDE ARSÉNIEUX, *Arsénic blanc.* — S'administre à l'intérieur en solution, en poudre, en pilules ou granules et à l'extérieur en fumigations ou sous forme de pâtes. Pour en dissimuler le nom aux malades, on le prescrit en granules dits de *Dioscoride* dosés au milligramme. L'acide arsénieux fait la base des *Pilules asiatiques, de la Solution et de la poudre arsénicales de Boudin, de la Poudre de Dubois.* — Dose : 2 à 10 milligr. par jour.

ACONIT NAPEL. — Les feuilles et les racines fraîches servent à la préparation d'*Alcoolatures* qui se prescrivent la première à la dose de 0,50 centigr. à 4 gr. et la deuxième graduellement de 0,25 à 2 gr. par jour. *Extrait hydro-alcoolique :* 5 à 15 centigr. *Extrait avec le suc :* 5 à 20 centigr.

B

BAIN ALCALIN. — Carbonate de soude cristallisé, 250 à 500 gr.

BAIN SULFURÉ, *Bain sulfureux* — Trisulfure de potasse solide. 100 gr. *On le désigne à tort sous le nom de B. de baréges.* Ce bain une fois pris peut être désinfecté avec 100 gr. de sulfate de zinc.

BELLADONE. — Forme pharm. et doses : *Poudre de feuilles*, 2 à 30 centigr.; *poudre récente de racine*, 2 à 15 centigr.; *Extrait aqueux*, 0,02 à 0,10; *extr. alcoolique*, 0,02 à 0,05. *Alcoolature et Teinture alcoolique*, de 10 à 25 gouttes, soit 0,25 à 0,50; *Sirop*, 5 à 30 gr.; en lavement 0,50 de feuilles p. 200 gr. — Infusé pour l'extérieur (pp. 10 à 50 : 1000). *La belladone entre dans le Baume tranquille, l'Onguent populeum.*

C

CALOMEL, *Proto chlorure de mercure, Calomélas*. — Comme altérant, 0,05 à 0,20 par jour et par doses fractionnées ; de 0,30 à 1 gr. comme purgatif. Ne jamais le prescrire dans un looch dans une émulsion d'amandes amères, ou l'eau de Laurier cerise.

CASTORÉUM. — *Poudre*, 0,05 à 2 et 3 gr. par jour; *Teinture*, 2 à 10 gr.

CHLORURE DE FER LIQUIDE (per), *Solution officinale*. — A l'intérieur, en potion, 1 à 5 gr. Ne jamais l'introduire dans une potion gommeuse ou l'associer aux astringents. A l'extérieur, pur ou étendu d'eau, en injection, 1, 2 ou 3 gr. pour 100 d'eau. Contient 26 p. 0/0 de son poids de per chlorure de fer sec.

D

DATURA STRAMONIUM, *Stramoine*. — Forme pharm. et doses : dans les 24 h., *poudre*, 0,05 à 0,50; *Extrait aq.*, 0,02 à 0,20; *Ext. alcooliq.*, 0,02 à 0,10; *Extr. avec le suc*, 0,01 à 0,10; *Alcoolature* et *Teinture alcooliq.*, 2 à 20 gouttes. — Pour l'extérieur, infusé (pp. 10 à 50 : 1000). *Entre dans le Baume tranquille.*

DIASCORDIUM. — Dose : 1 à 8 gr. en Pilules ou potion; 2 à 10 gr. en lavement. 1 gr. contient environ 0,006 d'Extr. d'opium.

DIASTASE. — Dose : 0,05 à 25 centigr. à chaque repas seule ou associée à la pepsine ou à la pancréatine.

E

EAU DE CHAUX. — Contient environ 0,025 de chaux caustique par cuillerée à bouche ou 1 gr. 285 par litre. Dose : 15 à 30 gr. à la fois; par jour, 50 à 100 gr. dans du lait.

ELIXIR PARÉGORIQUE. *Teinture d'opium camphrée.* — 10 gr. représentent 0,05 d'Extrait d'opium, autant d'Acide benzoïque, d'Essence d'anis et 0,03 de Camphre.

EXTRAIT DE SATURNE, *Sous acétate de plomb liquide.* — N'a que des emplois externes. 20 gr. mélangés à 900 gr. d'eau et à 80 gr. d'alcoolat vulnéraire constituent l'*Eau blanche de Goulard ou Eau Végéto-minérale.* En injection, 1 p. 100.

F

FÈVE DE St IGNACE, *Ignatia amara.* — Agit par la *strychnine* qu'elle renferme en plus grande quantité que la Noix vomique. *Poudre* 0,05 à 0,20; *Extrait alcooliq.*, 0,01 à 0,10. Elle constitue la partie active des *Gouttes amères ou teinture de Baumé.*

G

GOUTTES NOIRES ANGLAISES, *Black drops* — Dose : 5 à 15 gouttes par jour graduellement. La goutte pèse 0,025 environ. Les gouttes noires anglaises représentent la moitié de leur poids

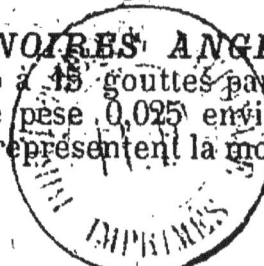

d'opium brut ou le quart d'Extr. d'opium. 1 p. équivaut à 2 p. de Laud. de Rousseau et à 4 p. de Laud. de Sydenham.

I

IODE. — Fait la base d'une Teinture alcooliq., forme sous laquelle il est le plus souvent employé; d'une pommade 1 p. 15; du coton iodé. A l'intérieur, dose : 1, 2, 3, 4, 5 centigr. par jour. Au delà il est dangereux et toxique. Voy. *Coton iodé. Teinture d'iode, Sirop de Raifort iodé.*

IPÉCACUANHA. — Forme pharm. et doses. Comme vomitif, suivant l'âge, *poudre* 0,10 à 2 gr.; comme expectorant ou incisif, 0,01 à 0,05. Infusé (pp. 2 : 100). L'*Extrait* est rarement prescrit en nature. *Sirop*, 10 à 50 gr. L'*Ipécacuanha entre dans la poudre de Dovver, les pastilles d'Ipéca et le sirop de Desessarts.*

L

LACTATE DE QUININE. — Sel soluble; se prescrit aux doses des autres sels de quinine.

LAUDANUM DE ROUSSEAU. — 4 gr. correspondent à 1 gr. d'opium brut et à 0,50 d'Extr. d'opium. 20 gouttes représentent environ 0,07 d'extr. d'opium et 0,014 de morphine. 11 gouttes de Laud. de Rousseau équivalent sensiblement à 20 gouttes de Laud. de Sydenham.

LUPULIN. — Dose : 0,30 à 2 gr.

M

MUSC. — Se prescrit en substance, en pilules, en potion, en lavement à la dose de 0,20 à 0,60 et même 1 gr. en plusieurs fois. *Teinture alcooliq.,* 10 à 50 gouttes et même 1 à 5 gr.

P

PASTILLES DE CALOMEL. — La pastille

de 1 gr. contient 0,05 de calomel. Dans ces pastil les, le Calomel peut à la longue se transformer en *sublimé* sous l'influence du sucre. On a vu des exemples d'empoisonnement de ce fait.

PASTILES D'IPÉCA. — La pastille de 1 gr. contient 0,01 de poudre d'Ipéca.

PILULES ASIATIQUES. — 1 pilule représente 0,05 d'acide arsénieux et 0,05 de poivre noir. Dose : 1 à 2 par jour.

POMMADE DE BELLADONE. — Elle est dosée à 4 gr. d'Extrait pour 30.

Q

QUASSINE. — Elle se présente sous la forme *amorphe* ou *cristallisée*. La quassine amorphe se prescrit à la dose de 1 à 2 centigr. à la fois et la quassine cristallisée à la dose de 1 à 2 milligr.

QUINIUM. — Substance de composition déterminée et devant renfermer le 1/3 de son poids d'alcaloïdes dont 2 p. de quinine pour 1 p. de cinchonine. 4 gr. 50 correspondent à 1 gr. de sulfate de quinine et à 0,50 de sulfate de cinchonine. Dose : 0,50 à 1 gr. 50 en pilules ou en vin.

R

RATANHIA. — Forme pharm. et doses. *Poudre* 0,50 à 10 gr.; *Extrait*, 0,50 à 5 gr.; *Sirop*, 1 à 4 cuillerées à bouche ; *Teinture*, 2 à 15 gr.; *Infusé*, pour boisson (pp. 20 : 1000); *Décocté*, pour injection, fomentation ou lavement (pp. 50 : 1000). Le lavemen peut aussi se préparer avec la teinture ou l'extraitt 5 à 10 p. Eau 250.

RÉSINE DE SCAMMONÉE. — Dose: 20 à 75, centigr. en poudre ou dans du lait froid. 0,50 centigr. produisent à peu près le même effet que 1 gr. de scammonée.

S

SAFRAN (*Stigmates de*). — Dose : *poudre*, 0,20 à 0,50; *en infusion* (pp. 0,30 à 4 gr.: 1000): *Teinture*, 5 à 10 gr. *Le Safran entre dans la Thériaque, l'Elixir de Garus et le laudanum de Sydenham.*

SAFRAN DE MARS APÉRITIF. — (Voy. *Sous-carbonate de fer*).

SIROP DE CHLORAL. — 20 gr. représentent 1 gr. de Chloral hydraté.

SIROP DE CODÉINE. — 20 gr. contiennent 4 centigr. de codéine.

SIROP DE PAVOT BLANC. — 20 gr. contiennent 0,20 d'Extrait de pavot blanc.

SIROP DE SULFATE DE STRYCHINE. — 20 gr. contiennent 0,005 milligr. de sel.

STRAMOINE. — Voy. *Datura stramonium*.

SULFOVINATE DE SOUDE. — Purge à la dose de 15 à 30 gr.

T

TEINTURE DE JALAP COMPOSÉE. — Voy. *Eau-de-vie allemande*.

THRIDACE. — Dose : 0,20 à 1 et 2 gr.

TURBITH MINÉRAL, *Sous sulfate de mercure.* — Altérant à la dose quotidienne de 2 à 5 centigr. Emétique de 15 à 25 centigr. à la fois. Toxique à dose massive. A l'extérieur, en pommade, de 1 à 4 gr. pour 30 d'excipient.

1. Vendredi. — Circoncision.

EAU DE LÉCHELLE

Elle arrête les pertes, crachement de sang, hémorrhagies intestinales, dyssenterie, etc. Elle vivifie le sang, guérit la chlorose et l'anémie.

Dans toutes les bonnes Pharmacies

---

2. Samedi. — Saint Basile.

PAPIER RIGOLLOT

Sinapismes supérieurs à toutes les imitations. Réclamer la signature apposée en rouge sur chaque feuille.

Rigollot et C°, avenue Victoria, 24, Paris.

1. Lundi. — Ste Brigitte.

CHLORAL BROMURÉ DUBOIS

Chloral. — Bromure de potassium. — Ecorces d'oranges amères, contre les troubles essentiels ou symptômatiques du système nerveux, d'une grande ressource pour procurer le sommeil sans les inconvénients des opiacés.

Paris, 2, place Vendôme, et toutes les ph^{ies}.

FÉVRIER
20. Samedi. — S. Sylvain.

TAMAR INDIEN GRILLON

Fruit laxatif rafraîchissant contre *constipation*, hémorrhoïdes, bile, migraine, embarras intestinal. Ne contient aucun drastique, indispensable et sans inconvénient pour dames enceintes, enfants et vieillards.

Ph^{ie} E. Grillon, 28, rue de Grammont, Paris.

15. Lundi. — S. Zacharie.

Eau minérale naturelle gazeuse de

BUSSANG

Reconstituante, indiquée dans toutes les convalescences ; souveraine contre l'anémie, la gastralgie,
les dyspepsies, la diarrhée, le catarrhe vésical, la
gravelle, la goutte.

AVRIL

10. Samedi. — S. Macaire.

Alcaline gazeuse, ferrugineuse, apéritive,
reconstituante

POUGUES St-LÉGER

Gastralgies. — Dyspepsies. — Gravelles. — Anémie.
— Convalescences.

Maison de Santé Cⁱʳ PINEL

Médecin-Directeur : M. le docteur Semalaigne. — Château de Saint-James, avenue de Madrid, à Neuilly, près Paris.

Traitement des Maladies mentales.

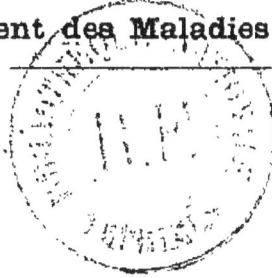

24

Imprimerie de Pons (Ch.-Inf.), Noël Texier. — Régnier, repr., 43, rue Stéphenson, Paris.

www.ingramcontent.com/pod-product-compliance
Lightning Source LLC
Chambersburg PA
CBHW070155200326
41520CB00018B/5407